Optimale Ernährung für Schwangerschaft und Stillzeit

Die beste Nahrung für das Baby

Still- und Schwangerschaftsprobleme mit natürlichen Methoden lindern

Dr. Klaus Bertram

IMPRESSUM

Optimale Ernährung für Schwangerschaft und Stillzeit

Die beste Nahrung für das Baby

Still- und Schwangerschaftsprobleme mit natürlichen Heilverfahren lindern

von Dr. Klaus Bertram

ISBN-13: 978-1482032628

ISBN-10: 1482032627

Kontakt: info@joelnoah.com

Autor: Dr. Klaus Bertram

Zur freundlichen Beachtung

Die in diesem Buch veröffentlichten Inhalte und Ratschläge wurden vom Verfasser sorgfältig und nach bestem Wissen und Gewissen erarbeitet. Eine Haftung des Verfassers oder des Verlages für Personen-, Sach- und Vermögensschäden ist dennoch ausgeschlossen. Ebenso ersetzen die im Buch genannten Ratschläge zur Ernährung und zum Verhalten keinen ärztlichen Rat. Daher wird darauf hingewiesen, dass vor Beginn einer Änderung der Nahrungsmittelaufnahme wie im Buch beschrieben zur Sicherheit eine fachärztliche Meinung eingeholt werden soll. Das gilt auch für etwaige sportliche Aktivitäten.

Der Autor distanziert sich ausdrücklich von Textpassagen, die im Sinne des § 111 StGB interpretiert werden könnten. Die entsprechenden Informationen dienen dem Schutz des Lesers. Ein Aufruf zu unerlaubten Handlungen ist nicht beabsichtigt.

Sämtliche Angaben, Quellen, Referenzen und Anschriften wurden sorgfältig recherchiert. Im Laufe der Zeit können sich jedoch unerwartete Änderungen ergeben, so dass keinerlei Haftung oder Gewähr übernommen werden kann.

Falls Sie nach Themen zur Gesundheit, Gewichtsreduzierung oder anderen medizinischen Problemen Ausschau halten sollten, so finden Sie in gut sortierten Buchläden diverse Bücher unter meinem Namen: „Dr. Klaus Bertram".

Inhalt

Einleitung

Eine Schwangerschaft ist für die werdende Mutter eine besondere Situation, die ihr Leben verändert und das Denken für 2 erfordert. Anpassungen und gewisse Einschränkungen sind zum Wohle des Kindes einzuhalten.

Ähnliches gilt für die Stillzeit, wenn das Kind erst einmal auf der Welt ist. Das Stillen ist das Beste, was man seinem Kind für einen guten Start in das Leben geben kann.

Das Gewöhnen an feste Nahrung setzt viel Beobachtungsgabe und Einfühlungsvermögen voraus, da es pauschale, allgemeingültige Regeln nicht gibt, denn ein Kind ist - wie jeder Mensch individuell verschieden.

Ernährung in der Schwangerschaft

Ein normales Körpergewicht für die Frau ist bereits vor der Schwangerschaft wichtig, denn es entscheidet über den Verlauf der Schwangerschaft und der Geburt. Ein Übergewicht der Mutter birgt für das Kind das Risiko später selbst an Übergewicht zu leiden oder an Diabetes Typ 2 zu erkranken.

Sportliche Betätigung hilft der Mutter vor der Schwangerschaft Übergewicht zu vermeiden. Während der Schwangerschaft sollte die werdende Mutter sich weiterhin bewegen. Möglich sind alle leichten Sportarten wie spazieren gehen, walken, Gymnastik, Schwimmen oder auch leichtes Joggen. Nebenbei fördert der Sport das Wohlbefinden und die Gesundheit der Mutter.

In der Schwangerschaft ist eine Gewichtszunahme normal und sollte etwa zwischen 10 und 16 kg liegen. Vor und während der Schwangerschaft sollte auf einen gesunden Lebensstil geachtet werden. Dazu gehört eine ausgewogene Ernährung, Verzicht auf Alkohol und Nikotin sowie regelmäßige Bewegung.

Der Energiegehalt der Nahrung ist nur geringfügig höher als vor der Schwangerschaft, er steigt vor allem gegen Ende der Schwangerschaft um ca. 10% (etwa 250 kcal.)

an. Der Bedarf an Vitaminen, Mineralien und Spurenelementen hingegen liegt enorm höher. Daher sollte die Nahrung sorgfältig ausgewählt werden, denn das Kind wächst schnell und benötigt zu seinem Körperaufbau eine bestimmte Nährstoffversorgung.

Die Mahlzeiten sollten regelmäßig eingenommen werden. Besondere Lebensmittel sind in der Regel nicht erforderlich. Frauen, die dies vor, aber auch während der Schwangerschaft beachten, schaffen gute Bedingungen, um eine gute Entwicklung des Kindes im Mutterleib zu ermöglichen. Meist sind Nahrungsergänzungen notwendig wie Folsäure und Jod.

Entsprechend dem Bedarf in der Schwangerschaft können Lebensmittel in Gruppen zusammengefasst werden und bezüglich der Menge gewichtet werden.

Viel Wert ist zu legen auf pflanzliche Lebensmittel wie Obst, Gemüse und Vollkornprodukte. Reichlich kalorienarme Getränke, wie Mineralwasser, ungesüßte Früchte- / Kräutertees oder verdünnte Fruchtsäfte sind ganz wichtig. Obst und Gemüse sollte täglich 5-mal verzehrt werden.

Brot sollte hauptsächlich aus Vollkornmehl gebacken sein, 1-2-mal pro Woche kann auch Weißbrot oder ein Weißmehlbrötchen gegessen werden.

Auf Pommes, Chips, Kuchen, Kekse muss nicht verzichtet werden, sollte aber maßvoll gegessen werden. Frischkornmüsli oder Getreidekeimlinge sollten eher vermieden werden aufgrund einer Infektionsgefahr bzw. der Schadstoffbelastung.

Moderat sollten tierische Lebensmittel konsumiert werden, dabei sollte eine fettarme Variante gewählt werden. Dies gilt für Milch und Milchprodukte, so werden täglich 3 Portionen empfohlen. Alle mageren Käsesorten sind in Ordnung. Käsesorten mit einem Fettgehalt von über 40% sind weniger empfehlenswert und Käse aus Rohmilch oder offener Frischkäse sollte gemieden werden.

Eier dürfen unbedenklich gegessen werden, wenn sie hart gekocht sind oder durchgebraten sind. Es dürfen pro Woche 2-3 Stück sein.

Fleisch und Fleischwaren sollten nicht zu häufig gegessen werden und sollten mager sein. Beim Meeresfisch darf auf fettreiche Arten zurückgegriffen werden, denn sie enthalten die wertvollen Omega-3-Fettsäuren. Fleisch oder magere Wurst oder Fleischprodukte sollten 3-4-mal pro Woche gegessen werden. Nicht gegessen werden sollten Fleischsalat, rohes Pökelfleisch wie z.B. Rauchfleisch oder Kassler oder streichfähige Rohwurst wie z.B. Teewurst.

Zusätzlich können 2 Portionen Fisch gegessen werden, wovon mindestens 1 Portion ein fettreicher Fisch wie Lachs, Hering, Kabeljau, Schellfisch, Seelachs oder Makrele sein sollte. Weniger empfehlenswert ist frittierter oder panierter Fisch oder Fisch mit Mayonnaise (wegen der rohen Eier, der Konservierungsstoffe und dem Fettgehalt).

In geringfügiger Menge dürfen Süßigkeiten, Snacks, Fast-Food-Artikel oder generell Lebensmittel mit einem hohen Anteil gesättigter Fettsäuren gegessen werden. Jeder Verzicht darauf ist umso besser. Snacks und Süßigkeiten sollten maximal 1-mal täglich als kleine Portion gegessen werden.

Bei den Fetten sollten bevorzugt Pflanzenöle Verwendung finden, täglich 1-2 Esslöffel. An festen Fetten (Butter, Margarine) sollten pro Tag maximal 1-2 Esslöffel konsumiert werden.

Vegetarische Ernährung

Frauen, die sich vegetarisch ernähren, können mit einer Ovo-Lakto-vegetarischen Ernährung (also mit Milch und Eiern) die meisten Nährstoffe abdecken, wenn sie ihre Lebensmittel sorgfältig auswählen.

Eine ausreichende Eisenversorgung kann mit einer Blutuntersuchung festgestellt werden und ggf. können Eisen-Präparate eingenommen werden. Bei vollständigem Verzicht auf Meeresfische sollten langkettige Omega-3-Fettsäuren eingenommen werden.

Rein vegane Ernährung

Mit einer rein pflanzlichen Ernährung kann der Nährstoffbedarf in keinem Fall gedeckt werden. Hier sollte eine medizinische Beratung stattfinden und Mikronährstoffe müssen als Nahrungsergänzungsmittel eingenommen werden. Andernfalls besteht die Gefahr, ernsthafte Schäden am kindlichen Organismus zu verursachen, besonders gefährdet ist das kindliche Nervensystem.

Nahrungsergänzungsmittel

Vitamin B9 (Folsäure) sollte reichlich mit der Nahrung aufgenommen werden, es ist an der Bildung der roten Blutkörperchen beteiligt und fördert ihre Reifung. Die Folsäure ist enthalten in Haferflocken, alle grünen Gemüsesorten, Pilze und Hefe. Zusätzlich sollte mindestens bis zum Ende des 3. Schwangerschaftsmonats Folsäure ergänzend mit mindestens 400 µg pro Tag eingenommen werden.

In der Schwangerschaft ist der Bedarf an Eisen hoch, denn das Kind muss seine Blutzellen erst noch aufbauen. Die Aufnahme von Eisen aus Lebensmitteln kann verbessert werden, wenn gleichzeitig viel Vitamin C aufgenommen wird. Eisen ist enthalten in Fleisch und Fisch, Vollkornprodukten, Gemüse und Getreide.

Auf eine ausreichende Jodversorgung ist vor wie auch während der Schwangerschaft zu achten. Dies kann erreicht werden durch die Verwendung von jodiertem Speisesalz, dem Verzehr von Milch- und Milchprodukten und 2-mal wöchentlich Meeresfisch. Zusätzlich sollte die Nahrung ergänzt werden mit 100 – 150 µg Jodid täglich. Liegen Schilddrüsenerkrankungen vor, so sollte die Einnahme von Jod mit einem Arzt abgesprochen werden.

Die Nahrung sollte eisenhaltig sein, eine Zufuhr von Eisen als Nahrungsergänzungsmittel sollte individuell ärztlicherseits abgeklärt werden.

Weitere wichtige Vitamine und Mineralien

Ein leicht erhöhter Bedarf besteht an den Vitaminen A, C, B1, B2 und B6.

Vitamin A ist für den Aufbau des Sehpurpurs erforderlich, sowie als Schutz der Schleimhäute und ist ein natürlicher Fänger der freien Radikalen. Der normale Bedarf beträgt 0,8-1mg, während der Schwangerschaft beträgt der tägliche Bedarf 1,1 mg. Gedeckt werden kann er durch rote Paprika, Spinat, Aprikosen, Kürbis, Möhren, Grünkohl und Fisch.

Vitamin C bietet einen Schutz vor Infekten, ermöglicht die Zellatmung im Organismus und hat Bedeutung beim Aufbau von Bindegewebe, Knochen und spielt eine Rolle bei der Wundheilung. Darüber hinaus ist Vitamin C wie Vitamin A ein Radikalenfänger. Der normale Bedarf liegt bei 100-120 mg, in der Schwangerschaft liegt er bei mindestens 110 mg. Vitamin C ist enthalten in Paprika, Rosenkohl, Brokkoli, Fenchel, Petersilie, Zitrusfrüchte, Kiwi, schwarze Johannisbeeren und Sanddornsaft.

Vitamin B1 ist wichtig für den Kohlenhydratstoffwechsel, für das Nervensystem und für die Herzmuskulatur. Der normale Bedarf liegt bei 1,2-1,4 mg, in der Schwangerschaft sollten mindestens 1,2 mg aufgenommen werden. Vitamin B1 findet sich in folgenden Lebensmitteln: Erbsen, Weizenkeime, Haferflocken, Sonnenblumenkerne, Fleisch, Scholle, Thunfisch, Kartoffeln, Vollkornprodukte und Erdnüsse.

Das Vitamin B2 wird benötigt für die Hautfunktionen, Fett- Kohlehydrat- und Eiweißstoffwechsel. Der tägliche Bedarf liegt bei 1,5-1,7 mg. In der Schwangerschaft sollten mindestens 1,5 mg aufgenommen werden. Enthalten ist es in Milch und Milchprodukten, Käse, Quark, Geflügel, Vollkornprodukten und Fisch.

Vitamin B6 ist notwendig für die Blutbildung, Nerven- und Immunsystem und für das Wachstum. Der normale Bedarf liegt bei 1,6-1,8 mg und in der Schwangerschaft bei 1,9 mg. Zu finden ist das Vitamin in Brechbohnen, Sojabohnen, Kohl, Fisch, Avocados, Bananen, Vollkornprodukte, Hühner- und Schweinefleisch.

Die wichtigste Aufgabe von Calcium ist, für den gesunden Knochen- und Zahnaufbau zu sorgen. Benötigt wird pro Tag eine Menge von ca. 1000 mg. Gedeckt werden kann dieser Bedarf mit dem Trinken von 1 Glas Milch (250 ml), einem Becher (150g) Joghurt und einer Scheibe Käse (25 g). Aber auch Gemüse wie z.B. Brokkoli, Fenchel, Grünkohl oder Lauch enthält Calcium, auch calciumhaltiges Mineralwasser dient der Tagesbedarfsdeckung.

Welche Lebensmittel vermieden werden sollten

Zum Schutz vor Infektionen durch Lebensmittel sollten Schwangere auf rohe tierische Lebensmittel verzichten. Dazu gehört rohes Fleisch oder nicht vollständig durchgebratenes Fleisch, Rohwurst wie roher Schinken oder Salami, Sushi oder generell roher Fisch, Rohmilch und rohe Eier, Räucherfisch und Weichkäse. Ebenso sind Produkte zu vermeiden, die aus diesen rohen Zutaten ohne Erhitzung hergestellt wurden.

Obst und Gemüse (einschließlich Salate) sollten vor dem Verzehr gründlich gewaschen werden und Salate sollten frisch hergestellt werden. Schwangere sollten auf vorbereitete Salate verzichten.

Lebensmittel wie Wurzelgemüse (Möhren, Radieschen oder Kartoffeln), die mit Erde behaftet sind, sollten getrennt von anderen Lebensmitteln aufbewahrt werden und gründlich gewaschen werden.

Der Genuss von Alkohol sollte am besten ganz gemieden werden, andernfalls stark eingeschränkt werden.

Schwangere sollten nicht rauchen, auch nicht passiv.

Koffeinhaltige Getränke sind in der Schwangerschaft nicht gänzlich verboten, sollten aber nur mäßig getrunken werden. So gelten 3 Tassen Kaffee über den Tag verteilt als ungefährlich. Koffeinhaltige Energydrinks sollten während der Schwangerschaft nicht getrunken werden.

Arzneimitteleinnahmen sollten prinzipiell mit einem Arzt besprochen werden.

Allergieprophylaxe

Der regelmäßige Verzehr von (fettreichem) Fisch wird im Rahmen einer Allergieprophylaxe empfohlen.

Hingegen das Vermeiden bestimmter Lebensmittel in der Schwangerschaft bietet keinen Allergieschutz für das Kind.

Prä- und Probiotika in der Schwangerschaft sind bislang noch nicht hinreichend bewiesen in Hinblick auf eine Allergieprävention beim Kind.

Schwangerschaftsbeschwerden

Schwangere können unter diversen Beschwerden während der Schwangerschaft leiden. Im Folgenden wird auf folgende Beschwerden eingegangen: Übelkeit und Erbrechen, Heißhunger, Wadenkrämpfe, Sodbrennen, Verstopfung, Rückenschmerzen, Hautjucken, Hämorrhoiden und Blutarmut.

Übelkeit und Erbrechen

Mehr als die Hälfte aller Schwangeren leiden in den ersten Monaten über Übelkeit und Erbrechen. Die Ursache liegt in der hormonellen Umstellung des Körpers, welches das Brechzentrum im Gehirn reizt. Ab der 12. Schwangerschaftswoche lässt dieses Phänomen nach bzw. verschwindet.

Die Symptome zeigen sich meist durch ein morgendliches Erbrechen vor oder unmittelbar nach dem Aufstehen, das Übelkeitsgefühl kann den ganzen Tag über andauern. Daneben können sich leichte Schwindelgefühle einstellen und eine große Müdigkeit und Antriebslosigkeit empfunden werden.

Hiergegen hilft eine kleine Mahlzeit etwa eine halbe Stunde vor dem Aufstehen. Über den Tag verteilt kleine Mahlzeiten wirken der Übelkeit entgegen.

Eine andere Möglichkeit ist das Trinken von Ingwertee, damit kann schon morgens im Bett begonnen werden. Den Tee kann man selbst herstellen, indem man ein frisches 3-4 cm langes Ingwerwurzelstück in Scheiben schneidet und mit 1 l Wasser aufkocht. Nach 5-10 Minuten Ziehzeit kann der Tee getrunken werden.

Auch die Einnahme eines Enzian-Präparates kann hilfreich sein, sollte aber zuvor mit einem Arzt besprochen werden. Empfohlen werden kann Gentiana lutea RH (5 % Tropfen) von der Firma Weleda.

Bitterstoffhaltige Tees und Lebensmittel können der Übelkeit und dem Erbrechen entgegen wirken. Als Tee kann Tausendgüldenkraut getrunken werden. Hilfreiche Lebensmittel sind Radicchio-Salat, Rucola und/oder Löwenzahn, Artischocken und Grapefruits.

Kommt es zu einem häufigen und starkem Erbrechen, verbunden mit stetiger Übelkeit oder zeigen sich Schwächegefühle, so sollte ein Arzt um Rat gefragt werden. Es besteht die Gefahr einer nachhaltigen Störung im Wasser- / Elektrolythaushalt und einer Unterversorgung mit Nährstoffen.

Heißhunger

Die Schwangerschaft beeinflusst u.a. die Insulinproduktion. So fällt der Blutzuckerspiegel rapide ab und es stellt sich eine Heißhungerattacke ein. Wie auch bei der Übelkeit lässt sich dies durch Einnahme mehrerer kleiner Mahlzeiten verhindern.

Wadenkrämpfe

Die Schwangerschaft führt zu Durchblutungsstörungen und kann auch einen Magnesiummangel verursachen. Bestehende Krampfadern oder Blutarmut verstärken die Wadenkrämpfe.

Zu spüren sind schmerzhafte Verkrampfungen der Wadenmuskulatur sowie leicht geschwollene und mitunter gerötete Beine.

Abhilfe schafft ein Arnika-Massageöl oder eine Lavendel Bade-Milch. Letzteres kann auch als Badezusatz für Fußbäder verwendet werden. Liegt ein Magnesiummangel vor (dies kann ein Arzt feststellen), dann sollten Magnesium-Präparate eingenommen werden.

Regelmäßige Bewegung fördert die Durchblutung. Lebensmittel, die reich an Magnesium sind, helfen ebenso. Dies sind vor allem Bananen, Vollkornbrot und Cashewnüsse. Eine abwechslungsreiche Vollwertkost trägt dazu bei einem Magnesiummangel vorzubeugen. Wadenkrämpfen kann durch Wechselduschen vorgebeugt werden, besonders vor dem Zu-Bett-gehen.

Tritt dennoch ein Krampf auf, sollte versucht werden, den Krampf zu lösen. Dazu wird das Bein ausgestreckt, die Zehen sollen nach oben bewegt werden und die Verse nach unten. Es kann auch versucht werden auf dem Bein aufzutreten.

Sodbrennen

Jede 2. Schwangere klagt über Sodbrennen. Die Gebärmutter wächst zunehmend und schiebt sich immer weiter „nach oben", bald drückt sie auf den Magen. Dann kann Magensäure in die Speiseröhre übertreten und Sodbrennen verursachen. Auch ein Spannungs- und Völlegefühl kann auftreten, saures Aufstoßen und der Grund für die Übelkeit kann darin begründet liegen.

Sodbrennen kann auf natürliche Weise kompensiert werden durch den Genuss von Mandeln oder Haselnüssen (2-3 genügen schon), diese sehr gründlich kauen bis ein Brei im Mund entstanden ist und dann erst schlucken.

Generell helfen kleine Mahlzeiten, aber dafür öfter essen. Beim Essen sollte man sich Zeit nehmen und gründlich kauen, so wird das Verdauungssystem entlastet. Basische Lebensmittel neutralisieren die Magensäure, daher sind alle Sorten Obst und Gemüse hilfreich, besonders aber Kartoffeln und Möhren und auch frische Milch und Joghurt geeignet, Sodbrennen zu unterdrücken.

Sodbrennen fördernd sind Lebensmittel wie Kaffee, Süßwaren, scharfe, fette Speisen und schwer verdauliches sowie säurehaltige Lebensmittel. Sie sollten daher vermieden werden. Abends nach 18 Uhr sollte nichts mehr gegessen werden.

Hilfreich ist es mit leicht erhöhtem Oberkörper zu schlafen, so hat die Magensäure es schwerer aufzusteigen.

Einengende Kleidung verursacht Druck auf den Bauch und kann Sodbrennen begünstigen.

Wenn dennoch Sodbrennen auftritt, kann man sich mit 1 Teelöffel Heilerde in einem Glas Wasser aufgelöst und getrunken helfen.

Verstopfung

Viele Frauen leiden in der Schwangerschaft unter Verstopfung. Die Verdauung verläuft in dieser Zeit langsamer. Es besteht das Risiko aufgrund der Verstopfung an Hämorrhoiden zu erkranken.

Bei Verstopfung kommt es u.a. zu Bauchschmerzen, Blähungen, Völle- oder Druckgefühl im Unterbauch und die Stuhlentleerungen sind weniger als 3-mal pro Woche.

Hilfreich ist besonders bei krampfartigen Bauchschmerzen eine Massage im Uhrzeigersinn. Ergänzend hinzu nehmen kann man krampflösende oder blähungstreibende Ölmischungen wie z.B. Kamillen- oder Kümmelöl. Es ist darauf zu achten, die ätherischen Öle auf 2% mit Pflanzenölen verdünnen zu lassen, sie sollten keinesfalls pur angewendet werden. Wohltuend ist eine wärmespendende Ölkompresse auf dem Bauch oder einfach eine Wärmflasche. Für die Ölkompresse gibt es fertige Öle z.B. Chamomilla Flos H 10 % oder Oleum carum carvi.

Gegen Verstopfung hilft eine ballaststoffreiche Ernährung mit vielen Vollkornprodukten, Obst und Gemüse. Besonders verdauungsfördernd wirkt Sauerkraut, Feigen, getrocknete Pflaumen und reife Kiwis. Auch Zusätze im

Joghurt wie Weizenkleie, Flohsamenschalen oder Leinsamen fördern die Verdauung. Süßigkeiten und ballaststoffarme Nahrung wie Fast-Food Artikel sollten gemieden werden. Auf eine ausreichende Flüssigkeitszufuhr mit mindestens 2 l pro Tag ist zu achten, denn die Ballaststoffe quellen im Darm auf.

Nicht zuletzt ist Bewegung in Form von leichter Gymnastik oder Spaziergängen geeignet, die Verdauung in Schwung zu bringen.

Rückenschmerzen

Fast jede Schwangere quält sich mit Rückenschmerzen, vor allem gegen Ende der Schwangerschaft. Das Bindegewebe ist dehnbarer durch die Hormonveränderung, dies betrifft vor allem die Bänder, die sich lockern. Die Zunahme des Bauchumfangs führt zu einer statischen Änderung der Körperhaltung, führt meist zu einer Hohlkreuzhaltung. Das Gewicht des wachsenden Kindes belastet die Gelenke, dabei kann der Kopf des Kindes gegen das Kreuzbein der Wirbelsäule drücken.

Erleichterung verschaffen kann man sich durch das Tragen von flachen Schuhen, es sollte vermieden werden, schwere Gegenstände zu heben. Auf eine gerade Körperhaltung sollte geachtet werden. Eine harte Matratze verhindert die Bildung des Hohlkreuzes. Mit Gymnastik oder Rückenschwimmen wird die Rückenmuskulatur gestärkt. Wenn dennoch massive Schmerzen auftreten, sollte Bettruhe eingehalten werden in Kombination mit Wärmebehandlungen (Wärmflasche o.ä.).

Hautjucken

Viele Schwangere leiden unter Juckreiz der Haut. Dies kann bedingt sein durch die hormonelle Umstellung, aber auch an der Haut-Überdehnung, besonders am Bauch. Die Haut fühlt sich trocken an und es treten Spannungsgefühle auf.

Die tägliche Anwendung einer feuchtigkeitsspendenden, beruhigenden Pflegelotion ist notwendig. Ein anderes Mittel ist Stiefmütterchenkraut als Tee zubereitet und die Haut damit einreiben. Wenn sich Quaddeln oder Ödeme bilden kann Brennnesselsalbe aufgetragen werden. Bei geröteter und aufgequollener Haut ist Seidenpuder hilfreich.

Ist die Haut entzündet, kann sie mit einer Ringelblumenessenz eingerieben werden.

Tritt in der Schwangerschaft ein stark anhaltender Juckreiz auf und färbt sich zudem die Haut gelb, so zeigt dies eine Leberstoffwechselstörung an und dann sollte unbedingt ein Arzt aufgesucht werden.

Hämorrhoiden

Hämorrhoiden (Krampfadern in der Analgegend) treten häufig in der Schwangerschaft auf. Die Stauungen in den Gefäßen verursachen ein Brennen oder Jucken am After, manchmal ein dumpfes Druckgefühl am After. Der Stuhlgang kann schmerzhaft sein, der After ist wund und manchmal zeigt sich hellrotes, frisches Blut im Stuhl.

Gegen Hämorrhoiden hilft das Auflegen einer Salbenkompresse mit Extrakten aus der Zaubernuss (Hamamelis comp.) oder Extrakte der Eiche (Quercus comp.). Die Extrakte der Eiche können auch in alkoholischer Form als Tinktur zur Anwendung kommen. Empfehlenswert sind auch Sitzbäder mit Eichenrindenzusätzen oder Kamillentee. Nach jedem Stuhlgang sollte eine gründliche Reinigung des Intimbereichs erfolgen, wobei feuchte Toilettentücher hierfür ungeeignet sind, denn sie enthalten chemische Zusatzstoffe, die unter Umständen den Intimbereich noch mehr reizen.

Prophylaktisch hilft gegen Hämorrhoiden sportliche Betätigung, eine ballaststoffreiche Ernährung und eine ausreichende Zufuhr von Flüssigkeit.

Blutarmut

Besonders bei Wachstumsschüben holt sich das Kind die Stoffe, die es benötigt von der Mutter, daher ist Blutarmut bei der Mutter relativ häufig. Anzeichen einer Blutarmut sind extreme Müdigkeit, Blässe, Kopfschmerzen, Schwindelgefühle, Konzentrationsstörungen, Leistungsabfall, blau angelaufene Gliedmaßen und bei einer extremen Form der Blutarmut Herzenge (Angina pectoris).

Verursacht wird die Blutarmut durch einen Mangel an Eisen und Folsäure. Daneben gibt es auch die Verdünnungsanämie. Dies bedeutet die Menge der Blutzellen nimmt in einer Schwangerschaft um ca. 20-25% zu, während die Menge des Plasmas sich um ca. 30% erhöht.

Bei den regelmäßigen Schwangerschafts-Vorsorge-Untersuchungen werden auch die Blutwerte der Mutter gemessen. Anhand des Blutbildes kann der Arzt eine Blutarmut schnell erkennen und bei Erforderlichkeit Eisenpräparate, Folsäurepräparate und / oder Vitaminpräparate verschreiben. Eisenpräparate werden häufig verordnet, da auch bei einer abwechslungsreichen eisenhaltigen Ernährung der Eisenbedarf kaum gedeckt werden kann. Dies umfasst den Zeitraum der Stillzeit mit, zumal der Körper der Mutter seine eigenen Eisenvorräte auch wieder auffüllen muss.

Stillen

Das Stillen ist für viele frisch gebackene Mütter eine Herausforderung. Aber mit ein bisschen Übung und einigen Tipps wird es schnell zu einem schönen Ritual für Mutter und Kind. Im Folgenden finden Sie Informationen zur Milchbildung, Milchfördernde Maßnahmen, Stressreduktion, Ausgewogene Nahrung der Mutter, Wechselstillen, Körperkontakt, Nächtliches Stillen, Zusätzliches Pumpen, Pflanzliche Maßnahmen, Lebensmittel mit milchfördernder Wirkung, Stillöl zur Massage und zur Homöopathie.

Milchbildung

Schon während der Schwangerschaft verändert sich die Brust. Fettgewebe wird durch neues Drüsengewebe ersetzt und es kommt zur Bildung von Milchbläschen (=Alveolen) und Milchgängen. Die Milch wird in den Milchbläschen gebildet. Das Produkt, die Milch, fließt über die Milchgänge zur Brustwarze. Damit Milch überhaupt produziert wird, ist ein Zusammenspiel verschiedener Hormone erforderlich, insbesondere die Hormone Prolaktin und Oxytocin.

Das Saugen des Kindes unterhält die Prolaktin-Produktion. Gerade in der ersten Zeit wird Müttern empfohlen nach Bedarf zu stillen. So kommt es zur Einstellung eines Gleichgewichtes zwischen Bedarf des Kindes und dem Angebot durch die Mutter.

Es kann ab und zu aus der Brust etwas Milch austreten, i.d.R. fließt die Milch erst dann, wenn das Baby saugt. Zuerst kommt eine fettärmere wässrigere Milch, sie kann den Durst des Kindes stillen. Die nährstoffhaltige Milch folgt danach.

Die ersten Male kann es ein paar Minuten dauern bis die Milch fließt. Die Frau hat ein unangenehmes, prickelndes oder ziehendes Gefühl in der Brust. Es ist wichtig, das Kind in dieser Zeit angelegt zu lassen.

Milchfördernde Maßnahmen

Mütter sind oft verunsichert, wenn ihr Kind weint oder unruhig ist. Ein Weinen des Kindes kann auch andere Gründe als Hunger haben. Das Kind kann sich die Anwesenheit von Mutter oder Vater wünschen oder es möchte trocken gewickelt werden oder es fühlt sich nicht wohl.

Bei stillenden Müttern kann die Frage auftreten, ob das Kind genügend Milch bekommt. Es gibt ein paar allgemeine Kriterien, an denen man sich orientieren kann, ob das Kind genügend Nährstoffe über die Muttermilch aufgenommen hat. Dazu gehören:

- Stetige Gewichtszunahme von mindestens 120 g pro Woche
- Pro Tag sind 5-6 Windeln nass
- Mindestens einmal pro Tag Stuhlgang in den ersten 6 Wochen ist normal
- Beim Stillen sind Schluckgeräusche zu hören
- Die Brust ist nach dem Stillvorgang weicher
- Das Baby ist lebhaft und wach

Allein die Größe der Brust und ihre Weichheit ist kein Zeichen für ungenügende Milchbildung. Nach einigen Wochen des Stillens sind die Brüste zwischen 2 Mahlzeiten des Kindes nicht mehr gespannt. Die Dauer des Stillvorgangs ist unterschiedlich. Sie hängt davon ab, wie schnell die Milch fließt und wie energievoll das Kind saugt.

Wenn sich zeigt, die Mutter hat zu wenig Milch, gibt es folgende Maßnahmen, die durchgeführt werden können:

Stress reduzieren

Das Stress-Hormon Adrenalin führt zu einer reduzierten Milchbildung, indem es die Ausschüttung des Hormons Oxytocin schwächt. Hält der Stress längere Zeit an, so steuert der Hormon-Regelkreislauf aufgrund der fehlenden Entleerung der Brustdrüse neben der Absenkung des Hormons Oxytocin auch die Absenkung der Ausschüttung von Prolaktin.

Zum Stillen sollte die Mutter sich Zeit und Ruhe nehmen. Eine angenehme Sitzhaltung sollte eingenommen werden, alternativ kann das Stillen auch im Liegen erfolgen. Ein (Still-) Kissen oder eine dicke Decke wird benötigt, ebenso etwas zum trinken, denn gerade während der Stillzeit braucht die Mutter sehr viel Flüssigkeit, mindestens 4 l täglich. Zum Zeitvertreib kann ein Buch in Greifnähe gut sein. Ein Tuch sollte bereit liegen, wenn das Kind etwas Milch ausspuckt.

Das Stillkissen wird vor die Mutter gelegt, das Kind wird in Brusthöhe angelegt, dabei sollte das Kind zur Brust geführt werden, nicht die Brust zum Kind. Wenn die Mutter eine große Brust hat, kann diese auf die Unterlage gelegt werden. Das Kind soll von sich aus an die Brust wollen, wenn es den Mund nicht öffnet, kann es mit der Brustwarze an der Unterlippe gekitzelt werden. Die ganze

Brustwarze muss in den Mund genommen werden, nicht nur die Spitze, es entstehen sonst wunde Brustwarzen. Beim Beenden des Stillens oder bei einem Seitenwechsel wird das Kind nicht von der Brustwarze weggezogen, sondern mit einem Finger löst die Mutter den Saugschluss des Kindes.

Ausgewogene Nahrung der Mutter

Zur Milchproduktion mit optimalen Inhaltsstoffen nimmt die Brustdrüse alles aus dem mütterlichen Körper. Wenn die Ernährung der Mutter nicht ausgewogen ist, führt dies zu einer Belastung des mütterlichen Organismus und dies bedeutet Stress für den Körper. Die Nahrung der Mutter sollte nicht blähend sein, auf Alkohol sollte am besten ganz verzichtet werden. Wenn die Mutter doch mal ein Gläschen trinken möchte, dann nach dem Stillen. Ein Nikotinverzicht ist beim Stillen besonders wichtig, da das Gift ungefiltert in den kindlichen Körper übertritt. Wenn ein Rauchverzicht nicht gelingt, dann maximal 1 Zigarette nach dem Stillen, ist diese Einschränkung nicht möglich, sollte vom Stillen Abstand genommen werden.

Wechselstillen

Die Milchbildung kann stimuliert werden, indem das Kind pro Mahlzeit an jeder Brust mindestens 2-mal angelegt wird. Der passende Zeitpunkt zum Wechseln ist dann, wenn das Kind langsamer saugt oder schluckt. Hierfür gibt es keinen festen Zeitrahmen, jedes Kind ist verschieden und auch die Tagesverfassung ist verschieden.

Das wechselseitige Stillen ist sinnvoll unmittelbar nach der Geburt und bei Wachstumsschüben. Die Wachstumsschübe liegen in der Regel vor nach ca. 10 Tagen, im Alter von 3 Wochen, 6 Wochen, 3 Monaten und nach ca. 6 Monaten.

Durch diese Stimulation passt sich die Milchmenge dem jeweiligen Bedarf an.

Körperkontakt

Ausgiebiger Körperkontakt fördert nicht nur die Bindung zwischen Mutter und Kind, sondern es fördert bei der Mutter die Milchbildung.

Wird das Kind getragen, nach dem Bad an den unbekleideten Oberkörper der Mutter gedrückt oder auch mal gemeinsam geschlafen, so bilden sich bei der Mutter vermehrt Stillhormone.

Brustmassage während dem Stillen

Wenn das Kind trinkt, kann die Mutter mit einer Hand die Brust auf der gleichen Seite leicht massieren, es darf nicht schmerzen. Die Brust entleert sich besser, das Kind erhält mehr Nahrung, gleichzeitig wird die Brust stimuliert mehr Milch zu bilden.

Nächtliches Stillen

Wenn die Mutter über wenig Milch verfügt, kann sich ein nächtliches Stillen lohnen. Die Stimulation der Brustwarze und des Warzenhofs löst einen Hormonschub aus, welcher die Milchproduktion und den Milchfluss anregt. Dieser Hormonschub ist in der Nacht oftmals stärker ausgeprägt als am Tag.

Zusätzliches Pumpen

Ist das Kind schwach, krank oder müde, dann saugt es mitunter nicht stark genug. Durch Abpumpen der Milch kann Abhilfe geschaffen werden. Meistens ist ein Abpumpen in einer Frequenz von 3-4 Stunden erforderlich, um die Neubildung von Milch nicht zu gefährden. In der Nacht darf die Pumppause 6 Stunden nicht überschreiten. Obwohl das Kind nicht selbst an die Brust angelegt wird, gelten oben beschriebene Maßnahmen wie Körperkontakt, Ernährung und Brustmassage dennoch, um die Milchbildung anzuregen.

Das Abpumpen der Milch ermöglicht der Mutter das Nachgehen einer beruflichen Tätigkeit. Auch Frühgeborene, die zu schwach zum Trinken sind, können durch abgepumpte Muttermilch versorgt werden.

Am besten geeignet sind physiologische Intervall-Pumpen, die gut den natürlichen Saugrhythmus des Kindes imitieren.

Pflanzliche Maßnahmen

Die Natur kennt Heilpflanzen, welche die Milchbildung unterstützen. Sie werden als Tee eingenommen. Hierbei ist auf eine schonende und natürliche Verarbeitung zu achten, am besten aus biologischem Anbau.

Die Zubereitung erfolgt nach Angaben des Herstellers. Bewährt als Getränk in der Stillzeit hat sich Lindenblütentee.

Verschiedene Firmen bieten Beuteltees an. Hiervon sollte 3-mal täglich eine Tasse vor dem Stillen getrunken werden. Apotheken oder Drogerien beraten gerne über Teemischungen bei individuellen Wünschen.

Zur Milchanregung hat sich Bockshornkleesamentee bewährt: pro Tag 3-4 Tassen getrunken, sollte nach 2-3 Tagen eine Wirkung zeigen.

Ein weiteres Getränk, welches die Stillzeit verlängert und dazu den ganzen Körper stärkt, ist Barley water. Dieses Getränk wird aus 100 g Gerstenkörnern und einer Feige, die ca. 1,5 Stunden gekocht werden, hergestellt. Hinzugefügt wird etwas Honig und Zitronensaft.

Inhaltsstoffe des Malzbiers, insbesondere Hefe, Hopfen und Polysacharide haben eine Wirkung auf die Milchsteigerung.

Als Präparate können die folgenden empfohlen werden: in Kapselform ist Bockshornkleesamen erhältlich. Hiervon werden 3-mal täglich 3 Kapseln eingenommen, bei Bedarf auch mehr. Nach wenigen Tagen sollte sich eine Wirkung einstellen. Geißrauten in Tropfenform sind ebenso wirksam. Die Dosierung ist hier 15-20 Tropfen, diese werden kurz im Mund behalten, so dass sie von der Schleimhaut direkt aufgenommen werden.

Lebensmittel mit milchfördernder Wirkung

In verschiedenen Kulturen gibt es unterschiedliche Lebensmittel mit milchfördernder Wirkung. In Deutschland ist es Getreide, während in Italien die Kastanie gerühmt wird und in Südamerika sind es Maisgerichte.

Stillöl zur Massage

Auf dem Markt sind Öle erhältlich, mit denen die Brust nach dem Stillen massiert werden kann. Es ist darauf zu achten, die Brustwarze und der Warzenhof sollten nicht mit dem Öl behandelt werden. Es besteht die Gefahr, das Kind nimmt die Substanzen beim nächsten Stillvorgang mit auf. Die Herstellerangaben sind zu beachten.

Homöopathie

Für eine spezielle Konstitutionstherapie muss ein Homöopath aufgesucht werden. Allgemein wirken folgende Präparate milchbildungsfördernd: Alfalfa in D6 und Silactentropfen.

Über Akupunktur kann der Milchfluss günstig beeinflusst werden. Hierzu ist eine Beratung bei einem Facharzt erforderlich.

Anlegefrequenz

Die weibliche Brust produziert so viel Milch, wie das Kind benötigt. Wenn das Kind häufig an die Brust angelegt wird und trinkt, dann wird die Brustdrüse auch mehr Milch erzeugen. Am Anfang sollte das Kind alle 2 Stunden angelegt werden, später alle 4 Stunden (auch nachts).

Stillmahlzeiten, die hinausgezögert werden oder fixe Zeiten führen zu einer Reduktion der Milchbildung.

Saugen an der Flasche

Der Saugmechanismus beim Saugen an der Flasche ist grundlegend anders als das Saugen an der Brust.

Findet ein Wechsel zwischen Mutterbrust und Flasche statt, kann es beim Kind zu Saugverwirrungen kommen, in dessen Folge die Kinder die mütterliche Brust dann meist ablehnen. Um dies zu vermeiden, empfiehlt es sich in den ersten 3 Monaten künstliche Saugreize (wie Schnuller, Flaschensauger und Brusthütchen) zu vermeiden.

Stillprobleme

Beim Stillen können Probleme auftreten, die häufigsten sind wunde und rissige Brustwarzen, Milchstau und Brustentzündung.

Wunde und rissige Brustwarzen

Bei rissigen Brustwarzen kann das Kind trotzdem angelegt werden, es ist darauf zu achten, das Kind mit dem Unterkiefer dort anzulegen, wo keine Risse sind. Beispiel: Befindet sich der Riss rechts an der linken Brust, dann wird der Unterkiefer des Kindes links angelegt und die Beine des Kindes zeigen nach hinten (die Mutter stillt im Liegen).

Die Risse können mit einer Mischung aus Traubenzucker und Muttermilch behandelt werden. Zeigt sich nach 2-3 Tagen keine Besserung, können eiskalte Eichenrindenteebäder 1-2 Minuten lang gemacht werden sowie eine Einreibung mit Vitamin E und Mamillensalbe. Bewährt haben sich Stillschalen mit Heilwolle oder Stilleinlagen aus Seide und 2 lagiger Wolle.

Milchstau

Der Milchstau ist erkennbar an roten Stellen, ziehenden Schmerzen in der Brust, Knoten in der Brust und schnell entstehendes Fieber bis 39° C. Es kann 1 Symptom vorliegen oder mehrere oder alle 4.

Hier hilft eine Wärmflasche vor dem Stillen oder ein warmes Kirschkernkissen.

Brustentzündung

Bei einer Brustentzündung sind rote großflächige Flecken erkennbar, die Brust ist geschwollen und ein anhaltendes Fieber stellt sich ein.

Hilfreich ist ein ***Retterspitz-Wickel***.

Retterspitz wirkt entzündungshemmend, schmerzlindernd und gilt als Radikalfänger. Der Retterspitz-Wickel wirkt auch beruhigend, so dass man gut mit ihm einschlafen kann.

Sie brauchen:

- Innentuch (bevorzugt aus Leinen)
- Retterspitz äußerlich
- Außentuch (bevorzugt aus Molton)
- zweites Außentuch (bevorzugt aus Molton)
- Idealerweise wird der Retterspitz-Wickel vor dem Schlafengehen angelegt.

Tränken Sie das Innentuch mit Retterspitz-Lösung (pur oder 1:1 verdünnt, bei besonders empfindlicher Haut auch bis 1:7 verdünnt). Die Temperatur der Retterspitz-

Lösung sollte 14 bis 18 °C betragen (ggf. durch kurzes Lagern im Kühlschrank auf diese Temperatur bringen).

Wringen Sie das getränkte Innentuch aus, schlagen Sie es so ein, dass es doppelt liegt und legen Sie es faltenfrei (!) auf die zu behandelnde Stelle. Wickeln Sie dann das Außentuch darüber (es sollte das Innentuch überall um ca. 1 cm überlappen) und fixieren Sie es gut. Wenn der Betroffene nicht gleich ins Bett geht, umwickeln Sie den Wickel mit einem zusätzlichen warmen Außentuch.

Der Wickel wird erst abgenommen, wenn er trocken ist (dauert ca. 2 Stunden).

Sie können nachts aber auch auf die Anwendung von Kyttasalbe zurückgreifen.

Vor dem Stillen sollte die Brust angewärmt werden, nach dem Stillen gekühlt werden. Es ist strenge Bettruhe einzuhalten und Kontakt mit einer Hebamme oder einem Arzt aufzunehmen, evtl. sind Antibiotika erforderlich.

Brei

Allgemein

Magen und Darm eines Neugeborenen müssen erst lernen die Nahrung zu verdauen. Dabei kommt es im Regelfall zu Problemen wie Bauchschmerzen, Blähungen, Durchfall oder Verstopfung. Daher ist ein vorsichtiger Aufbau mit fester Nahrung angezeigt.

Beikost ist eine Säuglingsnahrung, die keine Milchnahrung ist, sie enthält Gemüse, Obst oder Fleisch, aber auch Milch- und Getreidebrei zählt zur Beikost.

Die Meinungen gehen etwas auseinander wenn es um die Frage geht, ab wann man Brei zufüttern kann. Manche Experten vertreten die Ansicht, das kindliche Verdauungssystem sei in den ersten 6 Lebensmonaten auf Milch angewiesen. Andere Stimmen äußern, mit Brei könne man ab dem 5. Lebensmonat (= wenn das Baby 4 Monate alt ist) beginnen.

Einigkeit besteht darüber, das Kind muss bereit sein für die Aufnahme von fester Kost. Erkennen kann man dies an folgenden Anzeichen, die meist mit 6 Monaten vorliegen (bei wenigen Kindern früher, bei vielen Kindern später):

- Das Kind steckt vermehrt die Händchen in den Mund
- Es kann aufrecht sitzen
- Abgeschwächter Zungenstreckreflex, d.h. durch diesen Reflex streckt das Kind automatisch Nahrung aus dem Mund heraus
- Das Kind zeigt Interesse an Löffeln / Gabeln der Erwachsenen und ist bereit zu kauen
- Das Kind kann selbständig Nahrung in den Mund stecken
- Das Kind erweckt den Anschein mit der Milchnahrung alleine nicht zufrieden zu sein. Es hat ein gesteigertes Stillbedürfnis, welches sich nicht auf äußere Umstände (Änderung im Tagesablauf), einer Erkrankung oder auf das Zahnen zurückführen lässt
- Auch eine fehlende Gewichtszunahme über einen längeren Zeitraum kann ein Hinweis sein. Bei den geringsten Zweifeln einer gesunden Entwicklung sollte der Kinderarzt befragt werden.

Ein zu frühes Gewöhnen an feste Nahrung hat viele Nachteile, aber keinen Vorteil. Die Eingewöhnung erfolgt allmählich, d.h. idealerweise beginnt man mit einem einzelnen Nahrungsmittel (z.B. eine Banane, einen Apfel, nur Kartoffel oder nur Gemüse), zunächst nur wenige Löffel und diese Menge dann langsam steigern.

Eine neue Nahrung sollte nur ein- bis zweimal am Tag gegeben werden, dann eine Woche abwarten, ob sich eine Reaktion zeigt, wenn sie ausbleibt, dann kann etwas Neues angeboten werden. Sollte das Nahrungsmittel nicht vertragen werden, weiß man schneller, was das Unwohlsein des Kindes ausgelöst hat. Dann kann man das Lebensmittel in einem höheren Lebensalter nochmals ausprobieren. Wenn man mehrere verträgliche Lebensmittel herausgefunden hat, können diese miteinander gemischt werden.

Das Kind wird neben der Beikost weiterhin nach Bedarf gestillt.

Der erste Brei

Wenn die Muttermilch oder industriell hergestellte Säuglingsmilch mit 5-7 Monaten nicht mehr ausreicht, da der Bedarf an Energie und Nährstoffen gestiegen ist und zudem der Saugreflex nachzulassen beginnt, ist die Zeit für Gemüse- Kartoffel-Fleisch-Breie gekommen.

Idealerweise beginnt man mittags mit einer Beikost nach oben beschriebenen Kriterien.

Ab etwa dem 6. Monat kann das Kind schon von einem Löffel essen. Wenn das Zufüttern mittags gut vertragen wird, kann abends eine weitere Stillmahlzeit durch einen Milch-Getreidebrei ersetzt werden. Das Kind beginnt aktiver und lebhafter zu werden und benötigt nochmals mehr Energie und Nährstoffe. Der Milch-Getreidebrei versorgt das Kind mit hochwertigem Eiweiß und Calcium. Oft bemerken Eltern, das Kind schläft nach der Abendmahlzeit besser ein und hält nachts auch länger durch.

Wenn der Milch-Getreidebrei vor dem 6. Monat gegeben wird, sollte er aus glutenfreiem Getreide (Reis oder Mais) bestehen. Die Verträglichkeit ist besonders gut, wenn der Brei der bisherigen Ernährung angeglichen ist durch Eiweiße, die der Muttermilch ähnlich sind.

Empfehlenswert ist der Griesbrei, welcher auch als Instant-Brei erhältlich ist und gut portioniert werden kann.

Bei der Wahl des Breies sollte auf möglichst wenige Zutaten geachtet werden, besonders exotische Zutaten sollten vermieden werden.

Ein Verzicht auf Schokolade, Nüsse oder Gewürze kommt einer Allergievorbeugung entgegen, nach dem 1. Lebensjahr können diese dann ausprobiert werden.

Auf Zucker, Maltose, Glukose, Maltodextrin oder Honig sollte im Rahmen der Karies-Prophylaxe ebenso verzichtet werden. Außerdem entwickelt das Kind bereits jetzt schon eine Vorliebe für Süßes.

Ein Jod-Zusatz in Form von Kaliumjodid oder Kaliumjodat ist eine wichtige Jodquelle für eine gesunde Schilddrüsenentwicklung.

Ab Ende des 6. Lebensmonats wird eine weitere Stillmahlzeit ersetzt, am besten die Nachmittags-Zwischenmahlzeit. Bewährt hat sich die Gabe eines Obst-Getreidebreies ohne Milch. Der Verzicht auf Milch ist wichtig, da im Getreide (am besten Vollkorngetreide) viel Eisen enthalten ist und die Aufnahme im Körper wird durch Milcheiweiß gestört. Diese Mahlzeit spendet hauptsächlich Kohlenhydrate, Ballaststoffe und pflanzliches Eiweiß. Gestillt wird nun nur noch 1-2-mal am Tag.

Ab Ende des 9. oder 10. Lebensmonats kann eine Brot und Milchmahlzeit angeboten werden. Morgens als Ersatz für die Stillmahlzeit und abends als Ersatz für den Milch-Getreidebrei.

Brei / Gläser fertig kaufen oder selbst zubereiten

Bezüglich der Schadstoffbelastung und der Nährstoffzusammensetzung ist es sicherer Fertigprodukte zu kaufen, denn Babynahrung unterliegt strengen Richtlinien der Diätverordnung.

Ob Eltern nun fertige Gläschen oder Instant-Pulver kaufe, ist eine Frage des Geldes, die Gläser sind meist teurer.

Bei einem Fertigbrei sollten ca. 5 g Fett pro Mahlzeit enthalten sein, falls nicht, sollte etwa 1 Teelöffel Keimöl oder Butter zugegeben werden. Bei einem Brei in Pulverform ist Milch bereits enthalten, es muss nur noch warmes Wasser zugefügt werden. Die Anwendung ist daher einfach und bequem. Es gibt Getreidebreie oder Brei allgemein, wo frische Milch hinzugefügt werden muss und / oder Obst. Milch-Getreidebrei darf auch selbst gekocht werden.

Bei der Selbstherstellung nimmt man Obst entsprechend der Jahreszeit, am besten aus biologischem Anbau, gut gewaschen und geschält, wird das Obst roh zerdrückt oder gerieben. Wenn die Jahreszeit kein frisches Obst hergibt, sollte dann doch auf Obst aus dem Glas zurückgegriffen werden. Verwendet werden kann aber auch Obst aus der Tiefkühlung.

Schlussbemerkung

Eine gesunde Lebensweise hinsichtlich Ernährung, Sport, Verzicht auf Genussmittel ist die beste Voraussetzung für die Entwicklung eines gesunden Kindes.

Ärztliche Vorsorgeuntersuchungen sind wichtig, um frühzeitig Mangelzustände zu erkennen und mit Nahrungsergänzungsmitteln gegensteuern zu können. In der Zeit der Vorfreude auf das Kind kann es zu lästigen gesundheitlichen Störungen kommen, die sich lindern lassen.

Nach der Geburt ist die Stillzeit eine Zeit für Mutter und Kind, in der sich eine intensive Bindung aufbaut, die sehr wichtig ist für die zukünftige Gesundheit des Kindes – körperlich und seelisch. Probleme können seitens der Mutter und des Kindes entstehen. Wenn man um die Probleme weiß, kann man was dagegen unternehmen.

Die Umstellung des Kindes auf feste Nahrung muss behutsam vorgenommen werden, denn das kindliche Verdauungssystem ist empfindlich – und auch bei aller Vorsicht werden Verdauungsprobleme des Kindes nicht ausbleiben.

2493233R00041

Printed in Germany
by Amazon Distribution
GmbH, Leipzig